DE

L'HOMÉOPATHIE

*Par M****

Février

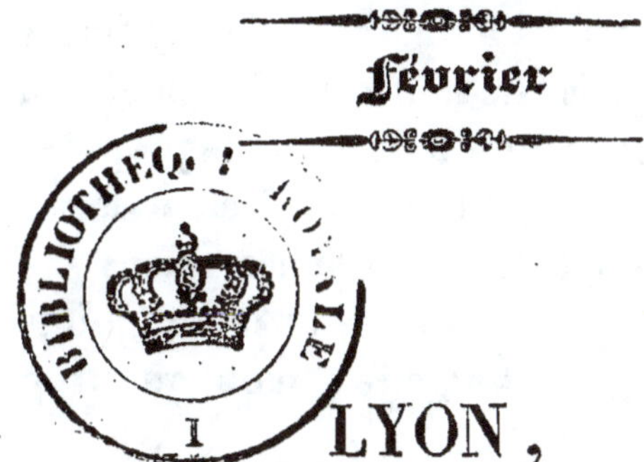

LYON,

IMPRIMERIE DE THÉODORE-PITRAT

Rue de l'Archevêché, 3.

1838.

DE
L'HOMÉOPATHIE

Toute vérité naturelle, ou surnaturelle ne peut venir directement ou indirectement que de Dieu, *le Père des lumières, l'Auteur de tout bien.*

A sa découverte, elle doit s'attendre à être contredite par les passions humaines et les préjugés de la multitude ; mais elle finit par triompher : un devoir de conscience pour tous est de la propager autant qu'on le peut, en vue de Dieu et de ses semblables ; l'orgueil des philosophes païens (1) et la cupidité des prêtres des faux dieux, joints aux vieux préjugés du vulgaire , n'ont que trop

(1) Plusieurs d'entre les philosophes païens au plus fort des persécutions, s'étant instruits à fond du christianisme, adressèrent aux empereurs et au sénat de savantes apologies, que nous avons encore, et furent martyrisés, comme ils devaient s'y attendre, saint Justin et autres.

longtemps, hélas ! retardé la connaissance et le culte du vrai Dieu.

Ce n'est pas sans peine que je vais commencer par parler de moi. *Experto crede Roberto* (croyez-en ma propre expérience), dit l'ancien proverbe.

Après cinq à six mois d'intolérables souffrances et de continuelles insomnies, condamné par cinq habiles médecins, deux de Savoie et trois de Lyon : les deux premiers, sous prétexte qu'à mon âge de 78 ans, le sang devrait être trop appauvri pour qu'il y eût encore espoir de guérison ; les trois autres, pour lesquels je professe avec le public une haute estime, tenant beaucoup à l'un d'eux par une ancienne et tendre affection, tout en me comblant de leurs aimables témoignages d'intérêt, me laissèrent assez entrevoir que mes maux étaient au-dessus de leur art.

En désespoir de cause, quoique fort enclin à regarder l'homéopathie comme un vrai charlatanisme, je me hasardai à en faire l'essai.

A la première prise, je fus affranchi, 1° de l'insomnie, et dormis d'un seul trait neuf à dix heures. J'avais passé tant de nuits blanches !

Après huit jours je fus délivré, 2° de deux ulcères aux jambes et de leurs souffrances ; j'y avais donné lieu par deux vésicatoires trop caustiques cation, tant j'avais à cœur de me délivrer des maux de tête journaliers depuis mes cours d'études, pendant un long séjour à Paris, dont le climat m'avait fait aussi tomber les cheveux, à l'âge de dix-neuf à vingt ans;

3° D'un dérangement habituel des fonctions animales depuis la même époque;

4° D'une paralysie d'entrailles depuis quelques mois remontée à la tête, le visage décomposé et la bouche tordue;

5° A la suite du traitement, une hernie depuis vingt-cinq ans a disparu : adieu tout bandage !

Avant le traitement, je fus honoré de la visite d'un personnage vénéré; je pus à peine me soulever de mon fauteuil pour lui donner marque de mon grand respect. A une seconde visite, un mois après, il me dit m'avoir d'abord trouvé l'air d'un homme de 200 ans, sans doute avec mes grandes douleurs et la décomposition de mon visage; mais que depuis je n'avais plus que 50 ans (et j'en avais 79). L'expression un peu exagérée de ce compliment de félicitation marque au moins l'excès de son ébahissement.

Depuis je me suis fort bien porté, à part deux crises momentanées qui n'avaient aucun trait avec mes anciens maux : la première, d'une douloureuse

rétention d'urine accompagnée d'une dure consti-
pation. Trois globules en un couple d'heures m'en
ont délivré. La deuxième, à l'occasion de la grippe,
d'une dyssenterie de huit jours, jour et nuit,
avec colique, quoique ne me sentant pas aller. Le
neuvième jour, après quatre globules, je me suis
trouvé aussi bien et aussi fort qu'auparavant.

Le propre de ce traitement est de ne laisser aucune queue : tout est fini ; point de convalescence
à la maladie aiguë. Il n'en est pas tout à fait de
même, si on la laisse vieillir sans l'attaquer.

Il ne me reste plus à présent que les infirmités
de l'âge, comme affaiblissement extrême des jambes, qui ont tant et si longtemps souffert ; grande
faiblesse et presque perte de la vue ; mes yeux
toujours malades par suite de la petite vérole, et
toujours en remède jusqu'à quinze ans depuis
l'âge d'un an, de l'affaiblissement de l'ouïe et de
la mémoire, etc....

Si, pour s'obstiner à nier l'efficacité du remède,
on voulait faire honneur de la guérison à l'imagination du malade, on serait soi-même par trop
imaginaire après des symptômes si sensibles, si
visibles et si palpables, non-seulement en moi, mais
en tant d'autres ; j'en connais un cependant en
qui le traitement a été sans succès, sans doute
par un obstacle étranger.

Je remarquerai, en passant, qu'on ne devrait plus nommer improprement *nouvelle médecine* l'art de guérir, toujours le même, mais seulement enrichi d'une merveilleuse découverte chimique, à laquelle Hippocrate, le patriarche de la médecine, n'aurait pu qu'applaudir.

Trouvée depuis plus de 40 ans, bien contredite d'abord, à présent presque universellement pratiquée dans le nord de l'Europe, dans une partie de l'Italie et à Paris par son noble inventeur, elle ne peut manquer de se répandre dans toute la France comme elle a pénétré avec succès à Lyon et ailleurs, en dépit de la mauvaise plaisanterie d'une once de rhubarbe dans le lac de Genève pour purger toute la Suisse.

La plaisanterie n'est pas, pour les gens sensés, de recette en matière sérieuse : c'est une arme perfide et bien dangereuse chez un peuple léger, surtout auprès des âmes faibles, esclaves du respect humain ; ce qui, au fond, est le caractère de la multitude.

Les mauvaises plaisanteries d'un Voltaire et consorts ont rempli la France de renégats et, par suite, de vices, de crimes et de forfaits. Plût à Dieu que la pensée profondément méditée de la mort et de l'éternité pût leur dessiller les yeux et leur métamorphoser surtout le cœur ! car il y a encore bien loin, dans les esprits superficiels, de la simple pensée, aux sentiments qui font l'homme et le chrétien, et de la tête au cœur.

Si la preuve de l'expérience et des faits nombreux en faveur de l'homéopathie, quoique la seule concluante en pareille matière, ne suffisait pas aux raisonneurs et aux railleurs ; essayons d'en ajouter une de raisonnement. Pour la comprendre, il faut croire en Dieu, avoir une petite mesure d'instruction, et surtout beaucoup, non de crédulité, mais de bonne foi.

La grande objection des adversaires, c'est qu'il est physiquement impossible qu'une petite dose de matière médicale opère autant et plus même qu'une grande, au poids, à la mesure ou à poignée.

Je réponds, 1° qu'il est plutôt physiquement impossible que la matière grande ou petite puisse opérer quoi que ce soit, pas plus qu'un corps mort sans l'âme qui est son agent, parce qu'elle est par elle-même essentiellement inerte.

Pour corrompre les âmes, le matérialiste commence par corrompre le langage : les bonnes âmes ne manqueront pas d'en être dupes, si une vertu d'opérer, qui n'appartient qu'à Dieu, est attribuée à la matière.

Dieu nous préserve de l'horrible scandale de

voir jamais s'accoupler ces deux mots *Dieu* et *matière*, comme on vit avant la première révolution se publier un livre intitulé *l'Homme machine*. Il est du reste dans l'ordre du matérialisme de présider aux révolutions et d'en faire des siècles d'argent, en attendant l'âge d'or.

J'observe, 2° qu'un litre de vin à l'alambic donne une petite goutte d'eau-de-vie, et une plus petite encore d'esprit-de-vin, laquelle a beaucoup plus de vertu et d'énergie que la bouteille de vin toute entière.

Observons, 3° que Dieu n'a pas dû avoir besoin de nos alambics pour imprimer, dans le moment de la création, plus de vertu à la matière élémentaire et à un simple atome, qu'à la matière composée et étendue.

La composition n'est-elle pas par elle-même un défaut et un signe de faiblesse et d'impuissance ? Si Dieu avait fait de nos soldats autant d'Hercules, la France aurait-elle besoin d'une armée de trois à quatre cent mille hommes ?

Mais pour que le matérialiste ne tire pas avantage de cette comparaison, qu'il ne s'imagine pas pouvoir mesurer la suprême puissance du Créateur aux délégués et temporaires pouvoirs administratifs et responsables de la créature.

Je conçois que le matérialiste qui ne voit en

tout que matière composée et étendue, ne jugeant de tout que par les sens et les impressions sensibles, n'étant guère plus homme ou animal raisonnable, mais seulement sensitif comme tous les autres, quoique avec une sensibilité plus exquise peut-être et plus délicate, qui ne serait tout au plus que simple instinct, inclination, goût, penchant....., ne puisse pas plus se faire une idée de la matière élémentaire ou simples atomes, ni des propriétés secrètes que Dieu aurait pu leur imprimer, qu'il ne s'en fait de Dieu lui-même et de la spiritualité de son âme, toute matérielle, hélas! par ses goûts...., il serait bien inutile de raisonner avec lui; mieux vaudrait alors se borner à le plaindre et à prier Dieu de lui rendre ce qui lui manque.

La physique enseigne que le son, la lumière et l'air sont une agrégation de globules dont l'air nous environne en tous sens pour nous soutenir en équilibre, la lumière nous venant du soleil, et le son nous arrivant d'une cloche par de longues files, dont le dernier des globules frappe nos yeux ou nos oreilles.

Je ne comprends pas plus qu'un autre ces mystérieuses explications de ces trois mystères; mais ne serait-ce pas aux adversaires à commencer d'abord par s'entendre avec la physique? nous nous entendrons si cela se peut sur le reste.

Mais que diraient-ils donc, s'ils savaient que telles sont la divisibilité et les propriétés de la matière non composée et non étendue, que la seule odeur des globules homéopathiques flairée produit le même effet réel que le globule avalé par la bouche?

Ils répondront qu'ils n'y comprennent rien et bien d'autres sans doute, comme sur des mille et millions de mystères des merveilles de la nature.

Mais patience, encore un peu de temps, et dans le ciel nous les découvrirons tous en Dieu. En attendant, mettons un frein à notre orgueilleuse et un peu indiscrète curiosité, comme à toutes nos passions, qui, à force de nous éclairer par les lumières du siècle, nous offusquent et nous aveuglent.

Puisque ce n'est que par la pure raison, autrement le bon sens, que Dieu mène l'homme droit jusqu'à la vraie religion, étant également l'auteur de toutes deux, le franc matérialiste est doublement apostat de l'une et de l'autre, et doublement coupable de ce péché que l'Évangile (qu'il ne croit guère) nomme irrémissible. Comment se tirerait-il de ce double précipice, s'il

ne commençait à prier Dieu, s'il y croyait encore,
de lui rendre ce qu'il a perdu de raison ? Cepen-
qu'il ne désespère pas : Dieu est infini en tout ; sa
miséricorde peut encore surpasser sa justice et
sa toute-puissance.

Le demi-matérialiste, qui, sans juger les principes
du matérialiste, n'en suit pas moins dans sa con-
duite les conséquences, n'ayant d'autres règles
que les impressions sensibles de l'imagination,
qu'il se complaît quelquefois à prendre pour
autant d'inspirations, dans son orgueil secret croit
trouver sa propre règle en lui-même sans la
chercher en Dieu et dans la raison de Dieu
(l'Évangile).

Dieu pour briser les flots de la mer a mis un
grain de sable là où les hommes auraient cru
devoir amonceler des montagnes.

De tous ces mystères il en est un que nous por-
tons journellement en nous et avec nous : l'union
de notre âme et de notre corps, deux substances
non-seulement distinctes, mais essentiellement
opposées l'une à l'autre, ainsi que l'action
mutuelle de toutes deux. Aucune personne de
bon sens n'en doute, et cependant personne ne
le comprend.

Le chrétien seul le comprend, du moins autant
que Dieu peut être compris, depuis que le grand

Apôtre nous a appris que Dieu est *tout en tout*, et que c'est lui qui opère *tout en toute chose* : *Operatur omnia in omnibus*. La raison de l'Apôtre ayant été plus abondamment éclairée par la révélation, devait en savoir long !

Empruntons donc encore au même Apôtre ce magnifique passage qui va si bien à la question présente : *Infirma mundi elegit Deus, ut confundat fortia*. Dieu, au moral et au physique, choisit de préférence ce qu'il y a de plus faible en ce monde, douze pauvres pêcheurs, pour éclairer et convertir l'univers et confondre les prétendus esprits-forts passés, présents et à venir ; prodige de sa toute-puissante bonté : *Et ea quæ non sunt, ut ea quæ sunt destrueret*, et ce qui ne paraît rien, pour renverser ce qu'il y a de plus élevé ; le tonnerre, instrument destructeur, par exemple, pour intimider et ramener au moins par la crainte les pêcheurs les plus endurcis ; la foudre, quoique matière, ne se voit pas, ne se touche pas et ne se mesure pas, mais seulement s'entend, caractère, sceau et avertissement de sa toute-puissante justice......

La foudre n'est formée que de simples vapeurs, des exhalaisons de la terre.

Avec un Dieu, tout s'explique ; sans Dieu, rien ne se comprend. Sans Dieu, nos plus savants philosophes ne seront jamais que les plus crasseux ignorants, restant toujours enfoncés dans la matière.

Avis à certaines âmes, assez bonnes âmes d'ailleurs, mais qui, sans s'en douter, s'approchent bien trop du sot et déplorable matérialiste, et qui n'ont pas honte de n'agir que par les mêmes principes.

Ce ne seront pas sans doute des comédiens de 15 ans, mais des girouettes de tout les temps, suivant le vent qui souffle, ne jugeant et n'agissant que par l'impression de l'imagination, *image* des choses matérielles, et d'après ce, surnommée *la folle de la maison*, sinon selon les sens, du moins, ce qui n'est guère plus raisonnable, d'après leur *sensibilité*, d'après l'impression instantanée et irréfléchie......... De là tant de légèreté, d'inconséquences et de variations.

Dieu seul, il est vrai, est immuable, et aussi, en proportion, ceux qui ne jugent et n'agissent que d'après la raison, la raison pure, souffle et émanation de la divinité. La sensibilité donc et l'imagination ne sont-elles pas à surveiller, à morigéner et à combattre, comme toutes les autres passions?

Ne serait-ce pas aussi pour nous le faire entendre que Dieu nous a dit par son Prophète : Si je ne me laisse jamais dominer par ce qui est en moi ou chez moi, je me garantirai facilement de bien des fautes, par conséquent de bien des regrets quand la réflexion survient : *Si met non fuerint dominati, tunc immaculatus ero*, et je me préserverai d'un grand défaut : *Et emundabor à delicto maximo*.

Est-il cependant un poison plus dangereux que l'estime de la matière et l'amour de l'argent? Ce n'a été que dans le champ de la religion qu'a crû et germé jusqu'à présent le généreux désintéressement.

Notre matérialisme, la pire de toutes les erreurs, le pire de tous les vices, n'est-il pas aussi le tombeau de la science et de la vérité, comme de de toutes les vertus nobles et généreuses? il ne nous a laissé d'esprit que pour la matière. Dans notre prétendu siècle de lumière et de progrès, il n'y a eu de progrès que dans les sciences matérielles, et surtout financières ; les autres ne sont-elles pas demeurées stationnaires depuis longtemps, routinières ou seulement conjecturales ?

A présent que ce pitoyable matérialisme nous a presque tous, plus ou moins, envahis, que sommes-nous devenus et que deviendrons-nous dans notre prétendu siècle de lumière et de progrès, à moins que nous ne nous mettions devant Dieu en

permanence d'humilité, d'admiration, de recon-
naissance et d'amour ?

Nos pères, avec peut-être un peu moins de ce
qu'on nomme à présent *esprit*, avaient autrement
plus de sens et de raison : simples, vrais et droits,
moins égoïstes, ils étaient par là même bons et
plus heureux. Mais aujourd'hui on veut en savoir autant que Dieu, demain on voudra, par
suite du progrès, en pouvoir autant que lui ;
peut-être touchons-nous enfin à l'âge d'or tant
promis ! Cependant le véritable âge d'or devant
être celui de toutes les vertus, paraît-il du moins
que nous n'y sommes pas encore.

Revenons à l'homéopathie, qui m'a entraîné
à la haute physique générale, et puis à la
métaphysique, puis à la morale, pour remonter
jusqu'à Dieu, et redescendre à mon point de
départ.

Aurais-je donc, comme l'oiseau, voltigé de
branche en branche ? Point du tout ; mais, ne
perdant pas de vue le tronc qui produit et réunit
toutes les branches, je me suis souvenu que la
vérité est *une*, comme Dieu même, l'éternelle, immuable et substantielle vérité, source inépui-
sable de toutes les vérités partielles, naturelles, sur-
naturelles ou autres.

Je ne connais pas plus au fond l'homéopathie,

et bien moins sans doute que ceux qui l'exercent;
mais ce que j'admire le plus en elle , c'est
qu'elle ménage la bourse du pauvre , son temps
et ses forces , qu'elle respecte le sang, vie de
l'homme, en le faisant plus librement circuler sans
en verser une goutte, et qu'elle évacue les humeurs
mauvaises par des moyens plus simples, plus ex-
péditifs et plus doux , le tout sans le moindre
danger.

Je termine par le vœu, que Messieurs nos plus
habiles et consciencieux médecins veuillent bien
(dans l'intérêt de la science et de l'humanité surtout) ne pas dédaigner d'ajouter à leurs anciennes
et nombreuses connaissances, l'étude facile et la
pratique de cette nouvelle découverte, à l'instar
de Messieurs leurs confrères de Genève et de
l'Allemagne , qui , après de grandes divisions
d'opinion , se réunissent annuellement , pour
conférer et essayer - par la même méthode ,
d'inventer de nouveaux remèdes en raison de
la multiplicité des maladies , se correspondent
journellement par leurs journaux homéopathiques.

Messieurs nos respectables médecins , par leur
caractère même et leurs principes , à qui j'osé
adresser mon vœu et tous mes vœux, sont trop au-
dessus de la petite vanité et surtout du sot orgueil
de la médiocrité. S'il en était cependant d'incapa-

bles de croire que Dieu est *tout en tout* et qu'il opère *tout en toute chose* : *Omnia in omnibus operatur, omnia in omnibus*, j'oserais leur dire : Admirez du moins les effets ; taisez-vous surtout, et adorez.

A présent l'homme, la matière et l'argent sont tout ; Dieu, l'âme, la vérité toute nue, ne sont rien. Que toute-puissance, toute science, tout honneur et toute gloire soient au Dieu immortel, au moins dans ce siècle comme dans le siècle passé et à venir : *Soli deo honor et gloria.*

FIN.

www.ingramcontent.com/pod-product-compliance
Lightning Source LLC
LaVergne TN
LVHW010137060726
842524LV00005B/1980